FIBROMIALGIA

Guida alla comprensione e alla gestione della fibromialgia

Stephanie Sawyer

Copyright © 2024 by Rivercat Books LLC

All rights reserved.

No portion of this book may be reproduced in any form without written permission from the publisher or author, except as permitted by U.S. copyright law.

CONTENTS

Introduzione	1
Capitolo 1: Che cos'è la fibromialgia?	3
Capitolo 2: Potenziali cause e fattori di rischio della fibromialgia	9
Capitolo 3: Segni, sintomi e fattori scatenanti della fibromialgia	16
Capitolo 4: Come viene diagnosticata la fibromialgia	29
Capitolo 5: Complicazioni della fibromialgia	38
Capitolo 6: Trattamento medico della fibromialgia	44
Capitolo 7: Terapie alternative per la fibromialgia	48
Capitolo 8: Aiutare una persona cara a superare la fibromialgia	56
Conclusione	60

INTRODUZIONE

Vi è capitato di camminare per strada di notte senza luce e di dare un calcio a un sasso o a un oggetto duro, ferendovi a un dito del piede? Siete stati in cucina ad affettare dei pomodori e vi siete accidentalmente tagliati la mano? Avete sperimentato il cuore spezzato in una relazione o avete perso una persona cara? Se la risposta è sì a una di queste domande, allora sapete cosa significa provare dolore.

Da questi scenari si evince che c'è sempre la possibilità di provare dolore in diversi ambiti della nostra vita e che è impossibile vivere senza provare dolore in un momento o nell'altro. I dolori sopra descritti hanno tutti un periodo di scadenza, poiché il nostro corpo guarisce con il tempo, indipendentemente dal tipo di lesione, malattia o ferita. Alcune afflizioni possono durare più a lungo di altre; per esempio, il dolore provato per aver preso a calci un sasso non può essere paragonato al dolore per la perdita di una persona cara.

In alcune persone, tuttavia, il dolore non ha un periodo di scadenza e continuano a svolgere le loro attività quotidiane con dolori in ogni parte del corpo anche se non hanno subito lesioni. Ciò è causato da una condizione che inibisce il modo in cui il corpo elabora il dolore. Questa condizione si chiama fibromialgia e può manifestarsi in persone di ogni età, ceto sociale e località del mondo. Il dolore colpisce l'apparato muscolo-scheletrico e il sistema nervoso, che è responsabile del trasferimento dei segnali di dolore al cervello.

La fibromialgia è un disturbo cronico che colpisce tutte le terminazioni nervose a causa di un'anomala elaborazione della percezione del dolore da parte dell'organismo. Questa condizione non ha una cura, ma i sintomi possono essere gestiti da medici e altri professionisti della salute attraverso farmaci e una serie di metodi di trattamento alternativi. Questo libro fornisce un'analisi approfondita della scienza che aiuta a spiegare quali sono le cause della fibromialgia e come si può gestire questa condizione. Sia che soffriate personalmente di fibromialgia, sia che vogliate semplicemente capire meglio cosa sta passando una persona cara, questo libro vi aiuterà a comprendere appieno cos'è la fibromialgia, quali sono i sintomi e come possono essere gestiti e migliorati.

CAPITOLO 1: CHE COS'È LA FIBROMIALGIA?

La fibromialgia è un disturbo caratterizzato da forti dolori all'apparato muscolo-scheletrico del corpo. È caratterizzata da problemi di sonno, stanchezza, perdita di memoria e continui sbalzi d'umore. Studi medici hanno dimostrato che, per come viene interpretato il messaggio del dolore nel cervello e nel midollo spinale, la fibromialgia può esasperare questo stimolo doloroso. In altre parole, le cellule cerebrali a volte rispondono in modo eccessivo o interpretano male i segnali di dolore del corpo. Ciò può essere dovuto a una sproporzione delle sostanze chimiche del cervello o a un malfunzionamento del ganglio spinale. Quando ciò accade, i nervi del dolore del corpo sono gravemente colpiti.

La fibromialgia è un disturbo molto diffuso. Infatti, è il secondo disturbo muscolo-scheletrico più comune. Oltre a provocare dolori articolari e disagi all'organismo, può causare anche stress mentale.

Uno dei motivi per cui la fibromialgia sembra essere un disturbo complicato è che è molto difficile da diagnosticare correttamente. Sebbene la maggior parte degli esperti medici consideri la fibromialgia come una sindrome reumatica, non esistono test veri e propri per verificare l'autenticità di una diagnosi di fibromialgia. Poiché può causare dolore ai tessuti molli o dolore miofasciale, molte diagnosi confondono la fibromialgia con l'artrite. Tuttavia, la fibromialgia si differenzia dall'artrite perché non presenta alcuna forma di infiammazione muscolare o articolare. In generale, non esiste una cura per la fibromialgia. Può essere gestita solo dal punto di vista medico, con un mix di trattamenti psicologici e fisioterapici. Chi soffre di fibromialgia può avere bisogno di adottare un nuovo stile di vita sano per vivere in modo ottimale. Fortunatamente, stiamo lentamente acquisendo una maggiore comprensione della fibromialgia e con il tempo si stanno sviluppando nuovi metodi di trattamento.

Le cause della fibromialgia sono generalmente note come "regioni del dolore". Si tratta di regioni del corpo note come tender o trigger point. È stato osservato che queste regioni spesso si sovrappongono l'una all'altra. A volte, quando un individuo ha sofferto di un'infezione o di una condizione traumatica o ha subito un intervento chirurgico, o anche se è stato stressato psicologicamente, i sintomi della fibromialgia possono iniziare a manifestarsi. Sembra che, come risposta allo stress dell'organismo, la fibromialgia si sviluppi e inizi a inviare segnali di dolore nonostante non ci sia nulla di fisicamente "sbagliato".

Ulteriori studi hanno dimostrato che gli uomini hanno meno probabilità di soffrire di fibromialgia. I ricercatori medici hanno anche scoperto che le persone affette da fibromialgia possono anche soffrire di alcuni disturbi sottostanti, come i disturbi temporomandibolari (ATM), la depressione, l'ansia, le cefalee, la sindrome dell'intestino irritabile, la sindrome da fatica cronica, la cistite interstiziale e la sindrome da tachicardia posturale.

Le persone più a rischio di fibromialgia sono quelle con una storia familiare di fibromialgia. Anche chi soffre di artrite è a rischio.

Miti sulla fibromialgia

Forse le persone non vi prenderanno sul serio quando vi lamenterete costantemente di dolori articolari e di dolori al corpo, ma questo dolore è una realtà quotidiana per le persone affette da fibromialgia. Molte persone intorno a loro e persino i medici sono spesso pronti a respingere la serietà di questo disturbo.

Questo rifiuto potrebbe essere dovuto alla natura diagnostica indefinita della fibromialgia. Probabilmente avete sentito molte cose sulla fibromialgia, alcune vere, altre false e forse anche qualche mezza verità. Di seguito sono riportati alcuni dei miti che potreste aver sentito sulla fibromialgia:

1. **La fibromialgia è falsa.** Molte persone in tutto il mondo continuano a credere che la fibromialgia non sia legittima. Il motivo è che la fibromialgia non ha sintomi reali, ma è piuttosto una sindrome. Si tratta cioè della somma di una serie di segni. Questi sintomi vengono registrati e diagnosticati al meglio da uno specialista di fibromialgia.

2. **Chiunque può diagnosticare la fibromialgia.** È diffusa la falsa credenza che chiunque possa diagnosticare la fibromialgia. Questo non è vero. Uno specialista di fibromialgia è la persona migliore per diagnosticare una condizione di fibromialgia. Per diagnosticare la fibromialgia, lo specialista deve esaminare la storia clinica del paziente e valutare alcuni punti dolenti del suo corpo.

3. **Ha una causa nascosta.** Alcuni ritengono che la fibromialgia sia ereditaria o che sia il risultato della posizione geografica di una persona. Altri ritengono che la fibromialgia possa essere causata dalla coalescenza. Contrariamente alla credenza mistica di molte persone, la causa della fibromialgia è ancora sconosciuta.

4. **Non esistono trattamenti per la fibromialgia.** Sebbene la fibromialgia non possa essere curata, può essere gestita con l'aiuto di un medico. Alcuni di questi trattamenti possono aiutare a ridurre il dolore nel corpo e a migliorare la salute fisica. Non tutti i rimedi per il trattamento della fibromialgia sono in pillole. Infatti, uno dei trattamenti più efficaci per la fibromialgia consiste semplicemente nel modificare il proprio stile di vita. Il trattamento e la gestione della fibromialgia sono di solito onnicomprensivi e comprendono sia l'assunzione di farmaci che l'attenzione al sonno, alla dieta, all'esercizio fisico, alla riduzione dello stress e altro

ancora.

5. **Tutti i medici capiscono la fibromialgia.** Vi è mai capitato di parlare con il vostro medico e di spiegargli i dolori che avete nel corpo, ma sembra che non riesca a capire la vostra condizione nonostante le vostre illustrazioni e descrizioni? Questo è esattamente ciò che le persone affette da fibromialgia devono affrontare ogni giorno negli ospedali, nelle cliniche e nelle mani dei medici. Il più delle volte il dolore della fibromialgia è inspiegabile. Purtroppo, a causa di una diagnosi tardiva, i sintomi e gli effetti della fibromialgia possono essersi insediati in profondità nell'apparato muscolo-scheletrico. Nonostante i numerosi segnali, a causa dei molti misteri che circondano la fibromialgia, molti medici non hanno ancora compreso la vera natura del disturbo.

6. **La fibromialgia ha una diagnosi generica.** Si ha la percezione che la fibromialgia sia una diagnosi di ripiego, poiché gli esami di laboratorio non sono sufficienti o sufficientemente accurati per diagnosticarla e l'esame fisico non è in grado di compensarla. La fibromialgia non ha una diagnosi completa, ma di solito è molto direzionale.

7. **La fibromialgia colpisce solo le donne.** È falso credere che la fibromialgia sia un disturbo femminile. Sebbene diversi tipi di ricerche, rapporti e statistiche dimostrino che la fibromialgia colpisce soprattutto le donne, può comunque colpire anche gli uomini. La National Fibromyalgia Association (NFA) ha riferito che circa 3 donne su quattro con diagnosi di fibromialgia sono donne.

8. **Fibromialgia e artrite sono la stessa cosa.** Se si pensa che la fibromialgia e l'artrite siano la stessa patologia muscolo-scheletrica, si commette un errore. I sintomi possono apparire simili, ma ciò non significa che siano la stessa cosa. Esiste una leggera differenza tra la fibromialgia e l'artrite. Sebbene le persone affette da fibromialgia e artrite possano accusare entrambe stanchezza e dolore muscolare, l'artrite è accompagnata

anche da infiammazione, mentre la fibromialgia comporta solo dolore e stanchezza senza una causa evidente.

9. **Le persone affette da fibromialgia devono essere messe a dieta.** La fibromialgia è un disturbo alimentare? No, non lo è. Recenti ricerche condotte dal National Institutes of Health (NIH) non hanno evidenziato alcun rimedio dietetico per la fibromialgia. Tuttavia, anche se non si tratta di una cura, molte persone sperimentano una riduzione della gravità dei sintomi in risposta all'assunzione di una dieta sana, priva di alcol e di alimenti trasformati.

10. **I rimedi alternativi non servono a nulla.** Avete provato ad alleviare i sintomi della fibromialgia utilizzando rimedi alternativi come lo yoga, il qigong e il tai chi? Molti di coloro che hanno provato queste pratiche hanno sperimentato cambiamenti e miglioramenti significativi nella loro salute. Questi rimedi alternativi sono anche chiamati terapie meditative di movimento. Una ricerca condotta da Rheumatology International ha rivelato che le persone che hanno applicato correttamente questi rimedi alternativi hanno migliorato il sonno e sono state in grado di combattere con successo la depressione, la stanchezza e l'ansia. È stato inoltre scoperto che un massaggio del tessuto connettivo può contribuire ad alleviare la stanchezza, l'insonnia e la depressione, in particolare nelle donne che soffrono di fibromialgia.

11. **Sarebbe meglio evitare l'esercizio fisico.** Le persone affette da fibromialgia devono stare lontane dall'esercizio fisico? Fino a prova contraria, l'esercizio fisico regolare rimane il rimedio più efficace per la fibromialgia. Una recente ricerca dell'American College of Rheumatology ha fatto questa scoperta. L'esercizio aerobico, come camminare o fare escursioni, correre o fare jogging, andare in bicicletta, nuotare, fare canottaggio, pattinare in linea e sciare, ha dimostrato di aiutare le persone affette da fibromialgia a stare meglio e a recuperare più velocemente. Un altro

studio medico dimostra che lo stretching regolare è un buon esercizio per le persone affette da fibromialgia. Impegnarsi in un'attività regolare come persona affetta da fibromialgia comporterà qualche difficoltà all'inizio, ma col tempo si rivelerà un impegno proficuo.

12. **È solo una sensazione di stanchezza.** Molte persone credono che la fibromialgia sia solo una sensazione di stanchezza. Sebbene possa sembrare così guardando dall'esterno, le persone che vivono con la fibromialgia sanno che non si tratta di una semplice sensazione, ma di qualcosa di più profondo. Il livello di stanchezza che la fibromialgia provoca è straordinario ed è accompagnato anche da altri sintomi.

13. **Le persone affette da fibromialgia sono impotenti.** Non esiste una causa nota della fibromialgia e non esiste una cura nota per la fibromialgia. Questo significa che chi soffre di fibromialgia è totalmente privo di speranza? No! Non lo è affatto! Numerosi trattamenti medici e alternativi possono aiutare ad alleviare i sintomi della fibromialgia. Chi soffre di fibromialgia non è costretto a rinchiudersi in un'unica forma di trattamento. Ci sono molti modi diversi per affrontare la diagnosi e iniziare a controllare i sintomi.

CAPITOLO 2: POTENZIALI CAUSE E FATTORI DI RISCHIO DELLA FIBROMIALGIA

È normale che a volte ci si infortuni; questi momenti sono parte naturale della vita. Il corpo è composto da molti sistemi, organi, tessuti, nervi e cellule che svolgono diverse funzioni affinché l'organismo possa svolgere con successo tutte le sue funzioni. Una deviazione nelle prestazioni o un'incapacità del corpo di svolgere tutte le sue funzioni viene definita malattia. Tutte le cellule del corpo conoscono le funzioni che devono svolgere e, se il corpo è in buona salute, queste funzioni vengono completate come una macchina ben oliata.

Quando ci si infortuna, le cellule responsabili della guarigione della lesione devono iniziare immediatamente le loro funzioni. La prima cosa che il corpo fa è informarci del dolore che deriva da una lesione. Le informazioni vengono trasmesse nel corpo attraverso i segnali nervosi; ci sono terminazioni nervose in molte aree del corpo e sono responsabili di informare il corpo di diverse sensazioni.

Quando subiamo una lesione, i segnali nervosi partono dalla zona lesa e arrivano al cervello attraverso il midollo spinale. Il cervello interpreta il segnale come dolore e invia una notifica che indica che qualcosa non va nel corpo. Man mano che la lesione guarisce, il dolore diminuisce e scompare quando la ferita è completamente guarita. Si dovrebbe provare dolore solo quando si è feriti.

Un altro modo di pensare è quello di immaginare il corpo come un telefono che invia una notifica ogni volta che si trova in prossimità di un hotspot Wi-Fi aperto. L'utente dovrebbe ricevere notifiche solo quando c'è un hotspot disponibile; non dovrebbe ricevere notifiche Wi-Fi se non ci sono hotspot Wi-Fi aperti nelle vicinanze.

I pazienti affetti da fibromialgia provano tipicamente dolore in tutto il corpo anche quando non sono malati o feriti. A differenza del dolore causato da ferite che scompare quando la lesione guarisce, questo dolore non scompare. Non solo questi pazienti sentono costantemente dolore, ma anche le ferite e le contusioni minori fanno molto più male del solito. Sentiranno dolore anche per cose che non dovrebbero causare alcun dolore.

Non esistono cause universalmente riconosciute di questa malattia. Alcuni medici sospettano che sia causata da un difetto nel modo in cui il cervello e il midollo spinale interpretano i segnali del dolore, anche se attualmente nessuno lo sa con certezza.

Ciò che sappiamo universalmente è che quando si soffre di fibromialgia, significa che le cellule che trasportano i segnali di dolore al cervello sono più numerose del solito. L'aumento del numero di segnali di dolore coincide con una riduzione delle cellule responsabili del rallentamento del dolore. In questo caso, il dolore non finisce mai ed è come se il volume del dolore fosse sempre alzato, indipendentemente dalle condizioni del corpo.

Possibili cause della fibromialgia

Molte persone hanno riportato cause diverse per il loro disturbo, quindi sembra possibile avere più di una causa per la fibromialgia. Molte cose possono causare un'alterazione dei segnali del dolore. Alcune di queste cause sono spiegate di seguito.

Genetica

Sono state condotte ricerche per determinare le cause della fibromialgia e si è ipotizzato che la genetica possa avere un ruolo nello sviluppo della malattia. Gli studi hanno dimostrato che le persone hanno maggiori probabilità di soffrire di fibromialgia se hanno anche un genitore affetto da fibromialgia, anche se i geni esatti responsabili di questo fenomeno sono sconosciuti.

Messaggi di dolore anomali

La difficoltà del cervello a elaborare i segnali elettrici è stata identificata come una delle cause della fibromialgia. Questa difficoltà potrebbe essere il risultato di alterazioni delle sostanze chimiche presenti nel sistema nervoso. Le informazioni dovrebbero essere trasferite in tutto il corpo dal sistema nervoso centrale (SNC) attraverso una rete di cellule specializzate, ma quando si verifica un'alterazione del funzionamento del SNC, si verifica un aumento della sensibilità al dolore e una costante sensazione di disagio. Prima ho detto che le cause sono relativamente sconosciute e che ci sono solo teorie su quali potrebbero essere. La teoria dei messaggi anomali del dolore è supportata dal fatto che la maggior parte delle persone affette da fibromialgia presenta di solito altre condizioni mediche che influenzano il modo in cui il SNC elabora il dolore. Alcune di queste condizioni possono essere l'emicrania, la sindrome dell'intestino irritabile (IBS) o i disturbi craniomandibolari, che colpiscono i muscoli e le articolazioni della mascella.

Squilibri chimici

Ho già detto che il cervello è responsabile dell'interpretazione dei segnali che gli vengono inviati dalle varie terminazioni nervose. Nel cervello sono presenti alcuni ormoni che gli permettono di svolgere le sue funzioni; se c'è una deviazione dal livello ottimale di ormoni nel cervello, le sue funzioni vengono inibite. Le ricerche hanno dimostrato che le persone affette da fibromialgia hanno bassi livelli di serotonina, noradrenalina e dopamina nel cervello.

I bassi livelli di questi ormoni potrebbero essere un fattore, poiché sono responsabili della regolazione di alcune sensazioni dell'organismo, come l'umore, l'appetito, il sonno, il comportamento e la risposta allo stress. La dopamina, la noradrenalina e la serotonina sono inoltre coinvolte nel processo di interpretazione dei segnali di dolore inviati dai nervi. Alcuni studi hanno anche evidenziato che l'aumento dei livelli dell'ormone cortisolo, che viene rilasciato quando l'organismo è sottoposto a stress, contribuisce a scatenare la fibromialgia.

Disturbi del sonno

I disturbi del sonno sono generalmente classificati come uno dei sintomi della fibromialgia, ma potrebbero anche esserne la causa. Le persone affette da fibromialgia hanno infatti difficoltà a dormire profondamente, il che provoca affaticamento diurno. Le persone che dormono male possono anche soffrire di alti livelli di dolore, il che suggerisce che la mancanza di sonno contribuisce ad altri sintomi della fibromialgia.

Fattori di rischio della fibromialgia

Gli studi hanno dimostrato che la fibromialgia può colpire diversi tipi di persone che vivono in luoghi diversi, di religioni, orientamenti sessuali, generi e razze diverse, ma la sua insorgenza ha dimostrato di essere più comune in alcune persone rispetto ad altre. Questi fattori sono spiegati di seguito:

Genere

Gli studi hanno dimostrato che la fibromialgia è più comune nelle donne che negli uomini. I medici ritengono che le differenze nell'insorgenza di questa patologia in entrambi i sessi possano essere dovute al modo diverso in cui uomini e donne reagiscono al dolore, nonché alle aspettative della società in merito alle reazioni al dolore.

Mancanza di esercizio fisico

Le ricerche hanno dimostrato che la fibromialgia è più frequente nelle persone che non sono fisicamente attive. Questa teoria è supportata dal fatto che l'esercizio fisico è uno dei metodi di trattamento prescritti alle persone affette da questa patologia.

Abusi emotivi e fisici

I bambini che hanno subito abusi hanno maggiori probabilità di sviluppare la fibromialgia da grandi rispetto a quelli che non hanno subito abusi. Gli studi hanno dimostrato che l'abuso influenza e modifica il modo in cui il corpo risponde al dolore e allo stress.

Disturbo post-traumatico da stress (PTSD)

Alcune persone sviluppano problemi di salute mentale dopo aver assistito o vissuto un evento terribile come una violenza sessuale, una morte, una guerra, un incidente o un rapimento. La reazione manifestata a causa di tali circostanze è stata collegata allo sviluppo della fibromialgia in alcune persone.

Età

Non ci sono limiti di età per la diagnosi di questa patologia. Questa patologia può colpire persone di tutte le età, anche i bambini. Gli studi hanno tuttavia dimostrato che la fibromialgia viene diagnosticata più frequentemente nelle persone di mezza età e che la probabilità di sviluppare la fibromialgia aumenta con l'avanzare dell'età.

Lupus o artrite reumatoide

Il lupus è una malattia autoimmune in cui il sistema immunitario, che dovrebbe combattere le cellule nocive dall'organismo, inizia ad attaccare erroneamente le cellule sane. L'artrite reumatoide (AR) è un tipo di artrite che colpisce le articolazioni del corpo. Le persone che ne soffrono provano dolore, rigidità e perdita di funzionalità delle articolazioni. Colpisce molte parti del corpo, ma è più comune al polso e alle dita. Le persone che soffrono di lupus e artrite reumatoide hanno una maggiore probabilità di sviluppare la fibromialgia.

Lesioni ripetitive

Alcune ricerche hanno suggerito un legame tra le lesioni ripetitive e lo sviluppo della fibromialgia. Le lesioni che si verificano come risultato di uno stress ripetitivo su un'articolazione, come ad esempio i frequenti piegamenti del ginocchio, potrebbero potenzialmente aumentare le probabilità di sviluppare la fibromialgia.

Infezioni

La presenza di una malattia, in particolare di un'infezione virale, potrebbe scatenare lo sviluppo della fibromialgia o aumentarne i sintomi. Malattie come l'influenza, la polmonite, le infezioni gastrointestinali causate dai batteri salmonella e shigella e il virus di Epstein-Barr sono state collegate alla fibromialgia.

Dolore ricorrente localizzato

Sulla base dei casi di fibromialgia riportati, diversi studi hanno dimostrato che le persone che avvertono dolori ricorrenti in una parte specifica del corpo hanno una maggiore probabilità di sviluppare questa condizione.

CAPITOLO 3: SEGNI, SINTOMI E FATTORI SCATENANTI DELLA FIBROMIALGIA

Come si è detto nei capitoli precedenti, la fibromialgia è una condizione che comporta un dolore generale del corpo. Tra le possibili cause vi sono la stanchezza, i problemi e i disturbi del sonno, il disagio mentale ed emotivo, la genetica e il fatto di non muoversi abbastanza. In questo capitolo esploreremo alcuni dei segni e dei sintomi più comuni di questa condizione.

Segni e sintomi comuni della fibromialgia

La fibromialgia provoca quelle che oggi vengono comunemente definite *regioni di dolore*. Alcune di queste regioni si sovrappongono a quelle che un tempo erano note come aree di tenerezza, solitamente conosciute come *tender point* o *trigger point*. Per chiarire, alcune di queste aree precedentemente indicate come tender point non sono più incluse. Il dolore in queste aree è solitamente un dolore sordo e costante. Il vostro medico curante prenderà in considerazione una diagnosi di fibromialgia se, almeno una volta, avete provato dolore muscoloscheletrico in almeno quattro delle cinque regioni di dolore delineate alcuni anni fa nella revisione dei criteri diagnostici della fibromialgia.

Questo protocollo diagnostico è noto come *dolore multisito*. Questa procedura diagnostica enfatizza le regioni del dolore muscoloscheletrico e la gravità del dolore, in contrasto con la durata del dolore, che in precedenza era il punto focale per una diagnosi di fibromialgia.

Le scoperte hanno dimostrato che la fibromialgia presenta diversi sintomi, che variano da un individuo all'altro. Il sintomo principale è il dolore diffuso; ci possono essere momenti in cui i sintomi migliorano e altri in cui peggiorano. Alcuni fattori incidono comunemente sulla gravità dei sintomi, quali:

- Condizioni meteo

- Attività fisica

- Livelli di stress

Se si notano i sintomi della fibromialgia, si consiglia di prenotare un appuntamento con il proprio medico di famiglia, noto anche come medico di medicina generale. Il medico di famiglia può essere in grado di diagnosticare e trattare la fibromialgia, ma in caso contrario è bene rivolgersi a uno specialista come un reumatologo, un osteopata o un neurologo.

Sebbene siano disponibili trattamenti per alleviare alcuni dei sintomi, è molto probabile che non si riesca a ottenere un sollievo immediato. Si tratta di un impegno a lungo termine per scoprire e attuare il percorso migliore per alleviare il dolore in base alla propria situazione. I segni principali della fibromialgia sono elencati di seguito:

Dolore diffuso

Il dolore diffuso è il segno e il sintomo più noto della fibromialgia. Quando ci si accorge di avere un dolore diffuso in tutte le parti del corpo, soprattutto in particolari regioni come il collo o la schiena, è molto probabile che si sia affetti da fibromialgia. Di solito si tratta di un dolore continuo, anche se si può stare meglio o peggio in momenti diversi. Il dolore può essere acuto, lancinante, bruciante o doloroso.

Rigidità

La fibromialgia può provocare una sensazione di rigidità. La rigidità può essere ancora più grave quando si è rimasti in una particolare posizione per un periodo prolungato. Per esempio, si può avvertire questo dolore subito dopo essersi alzati dal letto al mattino. La rigidità può far contrarre i muscoli, rendendoli tesi e dolorosi.

Eccessiva sensibilità

La fibromialgia può rendere ipersensibili. Si è estremamente sensibili al dolore in tutto il corpo e si può scoprire di sentirsi feriti anche al minimo tocco. Se ci si fa male accidentalmente, magari inciampando in un dito del piede, si può avvertire un dolore continuo per un periodo di tempo superiore a quello considerato normale.

Dal punto di vista medico, questa condizione è meglio descritta utilizzando uno dei seguenti termini:

- **Allodinia:** È la condizione in cui si prova dolore per qualcosa che non avrebbe dovuto provocarlo affatto, ad esempio un tocco molto leggero.

- **Iperalgesia:** è la condizione in cui si è estremamente sensibili al dolore.

Si può essere sensibili anche ad altri fattori, come le luci intense, il fumo e alcuni alimenti. Inoltre, l'esposizione agli stimoli a cui si è sensibili può far emergere altri sintomi della fibromialgia.

Disturbi del sonno

La scarsa qualità del sonno è spesso descritta come sonno non ristoratore. La fibromialgia può far sì che il riposo prenda una piega negativa. Le persone affette da fibromialgia si svegliano spesso molto stanche anche se hanno dormito a sufficienza. Questo perché la fibromialgia può talvolta privarvi di un sonno di qualità e quindi non vi sveglierete riposati.

Mal di testa incessante

Investite del tempo per ascoltare il vostro corpo, soprattutto la testa; chi lo fa e scopre di avere mal di testa per la maggior parte del tempo può avere la fibromialgia. La fibromialgia provoca comunemente rigidità e dolore nella regione del collo e delle spalle, spesso accompagnati da mal di testa ricorrenti. Questi sintomi assumono forme diverse, da lievi mal di testa a forti emicranie, e in alcuni casi ci si può sentire male.

Fibro-nebbia

La fibromialgia e i problemi cognitivi sono condizioni legate ai processi mentali come il pensiero e l'apprendimento. Chiunque sia affetto da fibromialgia può manifestare alcuni dei seguenti sintomi:

- Potreste avere difficoltà a parlare o un linguaggio rallentato o confuso.

- Può essere difficile ricordare e imparare cose nuove.

- Può essere difficile prestare attenzione e concentrarsi o concentrarsi

Sindrome dell'intestino irritabile (IBS)

Alcune persone affette da fibromialgia sviluppano anche la sindrome dell'intestino irritabile (IBS). La sindrome dell'intestino irritabile è un disturbo digestivo comune che causa dolore e gonfiore allo stomaco. Può portare a malattie infiammatorie intestinali come diarrea o costipazione.

Stanchezza

La fibromialgia può causare affaticamento o stanchezza estrema. La stanchezza può variare da una leggera sensazione di stanchezza a una stanchezza eccessiva che spesso si manifesta con vertigini di tipo influenzale. L'estrema stanchezza può manifestarsi all'improvviso e può far perdere tutte le energie.

Depressione

Alcuni studi hanno dimostrato che in alcuni casi la fibromialgia può portare alla depressione. Ciò è dovuto principalmente al fatto che la fibromialgia può essere frustrante e debilitante. Inoltre, i bassi livelli di sostanze chimiche nel cervello, come la serotonina, possono essere un fattore determinante. I sintomi della depressione comprendono:

- Sentirsi costantemente impotenti e senza speranza

- Disinteresse per le cose che si amavano fare prima

- Sensazione di depressione e demotivazione costante

Se si soffre di depressione, sarebbe meglio rivolgersi a un medico di base, a uno psicologo, a uno psichiatra o a un esperto di fibromialgia.

Altri sintomi della fibromialgia

Altri sintomi che i soggetti affetti da fibromialgia talvolta manifestano sono:

- Ansia

- Occhi secchi

- Sindrome delle gambe senza riposo

- Dolore sordo nella parte bassa dell'intestino o dolore lancinante

- Cistite interstiziale

- Periodi insolitamente dolorosi

- Sensazione di troppo caldo o freddo: incapacità di regolare correttamente la temperatura corporea

- Incapacità di rimanere concentrati o di prestare attenzione

- Intorpidimento, pizzicore, formicolio o sensazione di bruciore alle mani e ai piedi (spilli e aghi, noti anche come parestesia)

- Mancanza di energia

- Problemi di memoria

- Crampi o contrazioni muscolari

- Bruciore, prurito e altri problemi legati alla pelle

Sintomi più gravi

Come è stato giustamente osservato, la fibromialgia può provocare un dolore intenso e costante. Può essere così debilitante da impedirvi di svolgere le vostre attività quotidiane. Potrebbe addirittura non lasciare altra scelta che rimanere a casa. In una National Health Interview Survey, l'87% dei partecipanti ha riferito di provare dolore nella maggior parte o nella totalità dei giorni. È stato osservato che la fatica può avere l'impatto maggiore sulla vita di un individuo rispetto a tutti i sintomi della fibromialgia. Le ricerche dimostrano che la stanchezza costante colpisce più del 90% delle persone affette da fibromialgia.

La stanchezza da fibromialgia non è come la normale stanchezza che ogni individuo tipico prova a volte. Si tratta di una spossatezza che svuota il corpo di energia e trasforma ogni attività in una fatica. Circa il 40-70% delle persone affette da fibromialgia presenta anche i fastidiosi sintomi della sindrome dell'intestino irritabile, tra cui:

- Dolore allo stomaco

- Gas

- Gonfiore

- Nausea

- Costipazione e o diarrea

Circa il 70% delle persone affette da fibromialgia presenta emicrania o tensione cronica, spesso intensa. Il mal di testa può avere origine da dolori ai muscoli del collo, della testa o delle spalle.

Sintomi insoliti

Di seguito sono riportati altri sintomi insoliti che non ci si aspetta; è possibile che si manifestino raramente o per nulla. Tuttavia, essi si verificano in alcune persone affette da fibromialgia:

- Gonfiore

- Dolore alla mascella

- Sudorazione profusa

- Dolore al petto

- Lividi facili

- Sensibilità alla luce, alla temperatura e al rumore

- Dolore alla vescica

- Sintomi di allergia alimentare come respiro affannoso, vomito, naso chiuso o diarrea.

- Bisogno urgente di urinare

Nelle persone affette da fibromialgia è sempre presente una disfunzione a livello cerebrale e nervoso, in quanto reagiscono in modo eccessivo o interpretano in modo errato i tipici sintomi del dolore. Questo può accadere a causa di uno squilibrio chimico nel cervello o di un'anomalia nella radice dorsale che colpisce la sensibilizzazione cerebrale (dolore centrale). La fibromialgia può anche influire sulle emozioni e sui livelli di energia.

Sintomi della fibromialgia nelle donne

In generale, le donne hanno sofferto di fibromialgia più gravemente degli uomini. Più donne che uomini sono state diagnosticate e trattate per la sindrome dell'intestino irritabile (IBS), la stanchezza mattutina e il dolore cronico diffuso. Anche le mestruazioni dolorose sono comuni tra le donne affette da fibromialgia.

Tuttavia, quando le revisioni dei criteri diagnostici del 2016 sono state messe alla prova, la fibromialgia è stata diagnosticata a un numero maggiore di uomini, il che potrebbe diminuire il grado di distinzione tra il livello di dolore provato da uomini e donne. È importante notare che il passaggio alla menopausa potrebbe peggiorare la condizione.

Sintomi della fibromialgia negli uomini

Anche gli uomini si ammalano di fibromialgia. Possono rimanere non diagnosticati perché la condizione è vista principalmente come una malattia femminile. Le statistiche attuali mostrano tuttavia che, con l'applicazione più frequente del protocollo diagnostico del 2016, un numero maggiore di uomini viene diagnosticato.

Anche gli uomini soffrono di dolore intenso e di sintomi emotivi dovuti alla fibromialgia. Secondo una ricerca del 2018, il disturbo influisce sulla loro produttività e sulla qualità della carriera, delle relazioni e della vita. Parte dello stigma e delle difficoltà nel far diagnosticare la fibromialgia agli uomini sono il risultato diretto dell'aspettativa della società che gli uomini che soffrono debbano sopportare il dolore.

Condizioni correlate

Oltre alle condizioni che scatenano la fibromialgia, esistono numerose altre condizioni associate ad essa. È utile ricordare che alcune di queste condizioni associate sono patologie reumatiche che colpiscono le ossa, le articolazioni e i muscoli. Alcune di queste condizioni associate sono le seguenti:

Lupus

Si tratta di una condizione in cui il sistema immunitario attacca erroneamente tessuti e cellule sane in numerose parti del corpo.

Disturbo temporo-mandibolare (TMD)

Questa condizione può causare dolore alle guance, alle tempie, alla mascella e alle orecchie.

Spondilite anchilosante

Si tratta di gonfiore e dolore in alcune parti della colonna vertebrale.

Artrite reumatoide

Questa condizione si manifesta quando il sistema immunitario attacca erroneamente le cellule sane delle articolazioni, provocando gonfiore e dolore.

Osteoartrite

In questo caso, i danni alle articolazioni causano rigidità e dolore.

Possibili fattori scatenanti della fibromialgia

In origine, la fibromialgia veniva diagnosticata alle persone che presentavano dolore diffuso e tensione in 11 dei 18 precisi punti trigger presenti sul corpo. Il personale sanitario analizzava la persona per rilevare il dolore semplicemente toccando o premendo con forza questi punti trigger.

I punti di attivazione più comuni sono

- Parte superiore delle spalle
- Fianchi
- Parte superiore del torace
- Ginocchia
- Retro della testa

- Gomiti esterni

- Retro della testa

Per la maggior parte, i punti trigger non fanno più parte del processo diagnostico. Invece, gli operatori sanitari possono diagnosticare la fibromialgia se il paziente ha provato dolore in 4 delle 5 aree di disagio definite dai criteri diagnostici rivisti nel 2016.

Spesso la fibromialgia è scatenata da eventi stressanti, come stress fisico o psicologico (emotivo).

Alcuni dei possibili fattori scatenanti di questa condizione sono:

- Infezione da virus

- Una ferita

- Un'operazione

- Essere in una relazione violenta

- Il parto

- La morte di una persona cara

- Il fallimento di una relazione

È essenziale notare che la fibromialgia non si sviluppa sempre in seguito a una causa scatenante evidente; a volte si sviluppa all'improvviso.

In poche parole, la fibromialgia è un disturbo a lungo termine che causa disturbi del sonno, depressione, dolore diffuso, stanchezza e una serie di altri sintomi. Al momento non esiste una cura e i ricercatori non hanno una comprensione approfondita delle sue cause. Gli uomini e le donne affetti da fibromialgia avvertono i sintomi in modo diverso, ma i possibili fattori scatenanti rimangono gli stessi.

CAPITOLO 4: COME VIENE DIAGNOSTICATA LA FIBROMIALGIA

Se la stanchezza si fa sentire quasi sempre e si hanno dolori muscolari e dolori, si può pensare di avere l'influenza o un'altra malattia simile. Se i dolori e i dolori sono accompagnati da disturbi gastrointestinali, insonnia o nebbia cerebrale, prendete in considerazione l'idea di prenotare un appuntamento con un medico per discutere la possibilità che questa combinazione sia una fibromialgia. Prima di farlo, è necessario accertarsi di aver avvertito questi sintomi per settimane e, forse, mesi. È importante notare che la fibromialgia può manifestarsi a qualsiasi età, ma spesso colpisce per la prima volta nella mezza età.

La fibromialgia è una condizione di salute duratura che comporta dolori diffusi in quasi tutte le parti più importanti del corpo. Purtroppo non esistono esami di diagnostica per immagini o di laboratorio per diagnosticare la fibromialgia. Il medico chiederà invece di fornire informazioni dettagliate sui sintomi osservati. Esiste una serie di altre malattie che presentano quasi gli stessi sintomi della fibromialgia e il medico probabilmente effettuerà il test per alcune di esse al momento della diagnosi. Tra queste vi sono la malattia di Lyme, l'HIV, l'AIDS, l'ipotiroidismo, le malattie degenerative della colonna vertebrale e alcuni tipi di cancro.

Lo specialista può utilizzare test clinici per eliminare molte di queste condizioni sopra citate e determinare l'esatto disturbo di cui si soffre. Siate consapevoli che questo processo richiederà molto impegno, tempo e, naturalmente, denaro. Un rapporto della National Fibromyalgia and Chronic Pain Association afferma che in media ci vogliono più di 5 anni perché un paziente con fibromialgia ottenga una diagnosi accurata.

Difficoltà di diagnosi

Si consiglia di prenotare un appuntamento con un reumatologo o con il medico di famiglia per discutere i sintomi. Si può anche iniziare un registro del dolore da fibromialgia per tenere traccia dei sintomi, annotare la gravità del dolore e descrivere l'impatto del dolore sulle attività quotidiane. Un altro modo per verificare se si è affetti da fibromialgia è utilizzare l'applicazione arthritis power per controllare i propri sintomi. Poi si può condividere il risultato con il proprio medico.

Ecco perché la fibromialgia può essere difficile da diagnosticare:

Potreste aver visitato il medico sbagliato

Sebbene il primo passo da compiere sia quello di parlare con un medico, si può chiedere di essere indirizzati a un reumatologo. Una volta visitato il reumatologo, dovrete effettuare degli esami per escludere condizioni di salute con sintomi simili alla fibromialgia.

Una volta verificata la presenza di fibromialgia, è possibile rivolgersi a uno specialista della gestione del dolore che offrirà trattamenti personalizzati in caso di dolore cronico. Se non potete rivolgervi a un reumatologo, magari perché non ce n'è uno nella vostra zona, potete parlare con il vostro medico di famiglia dei vostri sintomi in modo dettagliato e accennare al fatto che potrebbe trattarsi di fibromialgia. Il medico cercherà di diagnosticarla per vedere se è possibile trattare i sintomi.

Il medico potrebbe non effettuare uno screening adeguato

Ecco un'altra ragione per cui la fibromialgia può rivelarsi difficile da diagnosticare: i medici investono molto tempo e risorse nello screening delle malattie che potrebbero generare tutti i diversi sintomi della fibromialgia. Potrebbero individuare una patologia completamente diversa, come la sindrome dell'intestino irritabile (IBS) o la depressione. Per questo motivo è fondamentale rivolgersi a uno specialista in fibromialgia.

Il dolore non si vede

L'incapacità di percepire il dolore causato dalla fibromialgia rende piuttosto difficile la diagnosi. Per questo motivo è essenziale fornire informazioni dettagliate sul dolore esatto che si prova, su cosa lo stimola, sulla durata e su cosa lo fa sentire meglio (se lo fa). La maggior parte delle persone affette da fibromialgia prova spesso sensazioni di bruciore o formicolio con dolore in alcune regioni del corpo ed è costantemente affaticata. Assicuratevi di confermare se e con quale frequenza avete questi sintomi; fate un elenco e presentatelo al vostro medico di base.

La fibromialgia è spesso associata ad altre malattie

Le persone possono soffrire di fibromialgia insieme ad altre malattie come l'osteoartrite o l'artrite infiammatoria. Queste condizioni rientrano nella classificazione di disturbi da dolore cronico. Il reumatologo svolge il suo lavoro ponendo domande correlate ed eseguendo esami di laboratorio o di imaging che possono aiutare a differenziare i disturbi. Per esempio, un paziente potrebbe avere l'artrite reumatoide e allo stesso tempo la fibromialgia. Questi pazienti potrebbero assumere farmaci che aiutano a ridurre l'infiammazione, ma continuare a provare dolore cronico. In questo caso, il dolore costante potrebbe essere dovuto alla fibromialgia o ad altre patologie correlate, anziché all'artrite reumatoide. Quindi, se soffrite di artrite reumatoide e pensate di avere anche la fibromialgia, sarebbe meglio che ne parlaste con il vostro reumatologo per vedere se è possibile trattare anche i sintomi di affaticamento e dolore generale del corpo.

Test fisici e anamnesi per la diagnosi di fibromialgia

Per diagnosticare correttamente la fibromialgia, il medico vi chiederà come vi sentite in generale. Può trattarsi dei dolori avvertiti nelle ultime settimane, della frequenza della stanchezza, delle probabili cause e dell'eventualità di una stanchezza costante. Chiederà anche di conoscere i dolori ricorrenti, la loro gravità e la sensibilità in alcune aree del corpo.

Inoltre, il medico di base dovrebbe chiedere informazioni su altri sintomi, perché la fibromialgia a volte colpisce persone con altri problemi di salute non correlati, come ansia, minzione frequente, depressione, mal di testa, IBS e dolore alla mandibola dovuto al serraggio. Per questo motivo è fondamentale avere un medico che ascolti i sintomi e sia in grado di stabilire facilmente dei collegamenti tra di essi.

Vecchi e nuovi criteri diagnostici per la fibromialgia

Nel 2010, l'American College of Rheumatology ha creato nuovi criteri per la diagnosi di fibromialgia. Secondo tali criteri, si può essere affetti da fibromialgia se si soddisfano i requisiti indicati di seguito:

- Se non avete mai avuto disturbi che possano spiegare i vostri sintomi

- Se avete un punteggio dell'indice di dolore diffuso pari o superiore a 7 e un punteggio della scala di gravità dei sintomi pari ad almeno 5. Oppure se il punteggio dell'indice di dolore diffuso è compreso tra 3 e 6 e il punteggio della scala di gravità dei sintomi è di 9 o più.

- Se si avverte un dolore che non è conseguenza di un altro disturbo

- Se i sintomi della fibromialgia sono stati avvertiti in modo costante per quasi 3 mesi

- Se il dolore è presente su entrambi i lati del corpo

- Se si avverte un dolore cronico nella parte superiore e inferiore del girovita

- Se si avverte dolore in almeno 11 dei possibili 18 tender point

Per raggiungere questi criteri, è necessario avere dolore in almeno 4 di queste 5 regioni del corpo:

- La regione superiore destra, compreso il braccio, la mascella o la spalla

- La regione superiore sinistra, compresa la mascella, il braccio o la spalla

- La regione assiale, compresa la schiena, l'addome, il collo o il torace

- La zona inferiore sinistra, compresa la gamba, il gluteo o l'anca

- La zona inferiore destra, compresi il gluteo, l'anca o la gamba

Punti di gara

In passato, i medici controllavano circa 18 regioni specifiche del corpo di una persona per rilevare quante di esse fossero dolorose quando venivano premute o toccate con forza. I punti dolorosi, presenti su entrambi i lati del corpo, sono i seguenti:

- Ginocchio
- Osso dell'anca
- Collo inferiore anteriore
- Braccio vicino al gomito
- Bordo della parte superiore del seno
- La base del cranio, nella parte posteriore della testa.
- Parte posteriore delle spalle
- Retro del collo
- Parte superiore esterna del gluteo

Sebbene il conteggio dei tender point non sia oggi generalmente accettato, le persone affette da fibromialgia soddisfano in genere i criteri dei tender point. Sebbene alcuni medici lo utilizzino ancora, non dovrebbe essere il test definitivo per la diagnosi di fibromialgia, perché si può avere la fibromialgia senza necessariamente avere dolore in questi tender point.

Test per la diagnosi di fibromialgia

Come già detto, non esiste un esame del sangue per individuare la FBM. Il medico può effettuare un prelievo di sangue per verificare la presenza di altri disturbi ed escluderne altri, tra cui il lupus, l'artrite reumatoide e l'ipotiroidismo. Tuttavia, esami come la velocità di eritrosedimentazione e la proteina C-reattiva (CRP) possono aiutare a diagnosticare l'infiammazione nell'organismo, anche se dovrebbero essere riscontrati in malattie come l'artrite reumatoide e non la FBM. Quindi, se i risultati dei test della CRP sono bassi o medi e quelli della velocità di sedimentazione degli eritrociti indicano una bassa infiammazione, ciò potrebbe escludere altre malattie e costringere il medico a sottoporvi al test della fibromialgia.

Un recente studio dimostra che l'utilizzo di un esame del sangue avanzato (spettroscopia vibrazionale) può aiutare a rilevare specifici biomarcatori proteici nel sangue che distinguono la FBM da altri disturbi.

Test di imaging per la diagnosi della fibromialgia

Sebbene sia possibile vedere l'artrite su una radiografia, per la fibromialgia vale il contrario. Se è possibile identificare i sintomi della FBM e sottoporsi a un esame di imaging, ma questo non indica nulla, è più probabile che si tratti di fibromialgia.

In ricerche recenti, i test di imaging cerebrale funzionale nelle persone con FBM hanno rilevato un'elaborazione anomala del dolore in alcune aree cerebrali. La spettroscopia di risonanza magnetica ha rilevato concentrazioni più elevate del neurotrasmettitore glutammato in alcune aree correlate al dolore nei pazienti con FBM.

Altri test per la fibromialgia

Il medico può eseguire altri esami del sangue, tra cui:

- Velocità di sedimentazione degli eritrociti
- Test del peptide citrullinato ciclico
- Emocromo completo
- Test di funzionalità tiroidea
- Vitamina D
- Anticorpo antinucleare
- Fattore reumatoide
- Sierologia della celiachia

Se c'è la possibilità di soffrire di un disturbo del sonno, il medico può anche consigliare uno studio del sonno notturno.

Come lo sanno i medici: Cosa succede se si tratta di FBM?

Non appena il medico ha diagnosticato se si soddisfano i criteri per la FBM e ha escluso altri disturbi, può prescrivere trattamenti medici e cambiamenti nello stile di vita per aiutare a gestire e trattare la fibromialgia.

L'assistente sanitario può suggerire alcuni farmaci antidepressivi che non solo trattano la depressione, ma gestiscono anche la fatica e il dolore associati alla FBM.

Un'altra cosa che il medico può consigliare per la fibromialgia sono i farmaci antiepilettici che possono aiutare a contrastare il dolore legato ai nervi, come Lyrica (pregabalin) e Neurontin (gabapentin).

Il medico può proporre la terapia cognitivo-comportamentale e la terapia conversazionale, la massoterapia, l'aiuto chiropratico e/o l'agopuntura, tutti strumenti che possono contribuire a ridurre il dolore e i sintomi. Il medico probabilmente consiglierà anche di praticare regolarmente esercizio fisico e pratiche di autocura.

CAPITOLO 5: COMPLICAZIONI DELLA FIBROMIALGIA

Una volta che vi è stata diagnosticata la fibromialgia a causa dei segni e dei sintomi che avete manifestato, è il momento di concentrarsi sul miglioramento. È importante sapere che la fibromialgia può peggiorare se non si è attenti.

Complicazioni comuni

Durante il trattamento, la malattia potrebbe aggravarsi a causa di alcune complicazioni. Alcune delle complicazioni associate alla fibromialgia sono:

Aumento dei ricoveri ospedalieri

Le persone affette da fibromialgia hanno maggiori probabilità di essere ricoverate in ospedale rispetto a chi non ne soffre. Ciò è dovuto al fatto che le persone che soffrono di questa patologia hanno spesso molte malattie di accompagnamento. Non è ancora noto se la fibromialgia sia la causa di queste malattie correlate o se le malattie siano responsabili dello sviluppo della fibromialgia.

Le seguenti condizioni sono comuni tra le persone affette da FBM: sindrome da stanchezza cronica, emicrania e cefalea tensiva. Questi disturbi richiedono talvolta l'intervento di un medico per il loro trattamento.

La maggior parte delle patologie che costringono i pazienti affetti da fibromialgia a trascorrere del tempo in ospedale hanno sintomi facilmente identificabili e possono essere trattate in modo specifico dal proprio medico. Le malattie che colpiscono l'intestino sono invece diverse e più difficili da trattare.

Aumento del rischio di patologie reumatiche

I Centri per il controllo e la prevenzione delle malattie hanno ipotizzato che i pazienti affetti da fibromialgia corrano un rischio maggiore di sviluppare patologie reumatiche. Esempi di queste patologie sono l'artrite reumatoide, l'osteoartrite, il lupus eritematoso sistemico e la spondilite anchilosante. Questo rischio maggiore è dovuto al fatto che i pazienti affetti da FBM spesso accusano dolori e rigidità articolare, spasmi muscolari, debolezza dei muscoli delle gambe e infiammazione di mani, piedi e arti.

Un altro studio pubblicato su Frontiers in Human Science ipotizza che i pazienti affetti da fibromialgia possano perdere la capacità di camminare correttamente e di mantenere l'equilibrio in piedi a causa di cambiamenti nell'andatura. Alcuni pazienti affetti da FBM trovano difficile muoversi a causa della rigidità e del dolore.

Depressione

Molti pazienti affetti da fibromialgia soffrono di depressione. Ciò ha indotto molti a ritenere che vi siano analogie biologiche e fisiologiche tra la depressione e la fibromialgia. Se ciò è vero, si può pensare che la depressione si accompagni alla fibromialgia o viceversa.

Gli studi hanno anche dimostrato che il 90% delle persone che lottano contro la fibromialgia presenta sintomi di depressione. La ricerca ha anche dimostrato che gli adulti affetti da fibromialgia hanno più di tre volte la probabilità di soffrire di depressione rispetto a coloro che non vivono con questa patologia. La depressione che accompagna la fibromialgia spesso è dovuta all'isolamento e al dolore che il paziente prova quando lotta contro questo disturbo.

In genere, il modo migliore per affrontare la depressione è la terapia. Si consigliano sessioni individuali con un terapeuta qualificato per aiutarvi a comprendere il vostro corpo e l'impatto dei vostri pensieri sulla vostra salute. Potete anche unirvi a un gruppo di sostegno per trovare persone che soffrono di condizioni simili, il che dovrebbe aiutarvi a gestire i sentimenti che provate, come la solitudine o l'isolamento. La depressione è curabile; cercate aiuto se ne sentite il bisogno.

Scarsa qualità di vita

Quando siamo feriti o proviamo dolore, desideriamo sempre che il dolore finisca per tornare alla nostra vita quotidiana, perché il dolore non è un'esperienza piacevole. Le persone affette da fibromialgia provano costantemente dolore, che inibisce la loro capacità di svolgere molte funzioni essenziali, con un impatto diretto sulla loro qualità di vita. Ad esempio, la maggior parte delle persone affette da FBM ha difficoltà a dormire le ore necessarie per riposare e rigenerarsi completamente.

Alcune persone affette da questo disturbo soffrono di apnea notturna, che può causare affaticamento diurno e aumentare il fattore di rischio di soffrire di patologie come problemi cardiaci, diabete di tipo 2 e problemi epatici. La maggior parte dei pazienti affetti da FBM non è in grado di funzionare efficacemente al lavoro, a scuola e a casa.

Il dolore che provano i pazienti affetti da fibromialgia limita la loro mobilità e, di conseguenza, rende molto difficile la concentrazione durante le attività quotidiane. La fibro-nebbia è uno dei sintomi che molti pazienti affetti da FBM manifestano. Il fibro-fog è una disfunzione cognitiva associata alla fibromialgia; i pazienti che manifestano questi sintomi si distraggono facilmente, mostrano una perdita di memoria a breve termine, hanno difficoltà a sostenere le conversazioni e sperimentano la dimenticanza.

La fibro-nebbia è una delle ragioni per cui molte persone affette da FBM non possono lavorare; quelle che riescono a lavorare non sono produttive come le altre e questo abbassa la qualità della vita di queste persone. Questo sintomo aumenta la difficoltà di alcune attività e rende noiose e stressanti cose che un tempo erano divertenti. La difficoltà è dovuta al dolore e all'affaticamento che comporta la condizione. La maggior parte dei pazienti affetti da FBM tendono a diventare passivi a causa del dolore che provano, il che li spinge a rinunciare alla loro routine abituale e alla loro vita sociale.

Un altro fattore associato che influisce sulla qualità di vita dei pazienti fibromialgici è la riacutizzazione. Quando i sintomi associati alla fibromialgia aumentano o ne aumenta l'intensità, si parla di riacutizzazione. Le riacutizzazioni possono verificarsi senza alcun preavviso, ma nella maggior parte dei casi si verificano quando il paziente è stressato o depresso. Alcune riacutizzazioni possono durare giorni, mentre altre possono durare settimane.

Obesità e decondizionamento fisico

È comune che i pazienti affetti da fibromialgia sperimentino un aumento di peso. Può essere molto frustrante che si aumenti di peso mentre si lotta con i diversi sintomi della fibromialgia. L'obesità è una complicazione comune per diversi motivi.

La fibromialgia provoca alterazioni dei livelli ormonali. Alcuni degli ormoni interessati sono l'insulina e la serotonina. Gli squilibri ormonali nel corpo possono causare un aumento della fame a causa del rallentamento del metabolismo e della stanchezza. La mancanza di sonno non solo influisce sulla qualità della vita dei pazienti fibromialgici, ma può anche portare a un aumento di peso, perché questi soggetti hanno un appetito maggiore, un metabolismo ridotto e il desiderio di mangiare cibi ad alta energia senza la capacità o il desiderio di aggiungere movimento fisico per contrastare l'aumento dell'apporto calorico.

Estrema sensibilità

Una complicazione comune nelle persone che soffrono di fibromialgia è che diventano estremamente sensibili a tutto ciò che le circonda. Le cose a cui diventano sensibili provengono da fattori ambientali comuni come la luce, il suono, gli odori, i profumi, le lozioni dopobarba, le lenzuola per l'asciugatura e i detersivi per il bucato. Alcuni pazienti diventano estremamente sensibili anche alle differenze climatiche, come i cambiamenti di pressione barometrica e l'inizio dell'inverno.

Molte persone affette da questa patologia hanno riferito di provare un'insolita sensibilità cutanea. Alcuni descrivono l'insolita sensazione come quella di una brutta scottatura. Alcuni pazienti hanno anche notato che la pigmentazione e la consistenza della loro pelle sono cambiate.

Scarsa vita sessuale

Molti studi hanno dimostrato che le persone affette da fibromialgia hanno una vita sessuale insoddisfacente. Gli studi dimostrano che hanno meno desiderio e provano più dolore; sono anche meno eccitati dalle cose, compreso il sesso. Il sesso è un'attività fisica, emotiva e mentale. Le persone che vivono con la fibromialgia sono note per essere deboli fisicamente, emotivamente e mentalmente a causa dell'impatto del dolore sulla loro vita. La maggior parte di loro ha una cattiva percezione della propria immagine corporea, che influisce anche sulla fiducia nel partecipare alle attività sessuali.

Questo capitolo ha dimostrato che la convivenza con la fibromialgia può comportare molte complicazioni se non viene gestita correttamente. È essenziale che tutte le persone che vivono con questa patologia ricevano le migliori cure a livello mentale, emotivo e fisico.

CAPITOLO 6: TRATTAMENTO MEDICO DELLA FIBROMIALGIA

I medici non sono ancora sicuri dei fattori causali della fibromialgia, poiché questa condizione fa sì che una persona senta dolore nonostante non abbia segni di infiammazione o lesioni fisiche. Tuttavia, esistono trattamenti medici ampiamente accettati che possono aiutare ad alleviare i sintomi.

Metodi di trattamento della fibromialgia

Esistono due modi per trattare la fibromialgia. Essi sono:

- Strategie di autocura
- Farmaci

La verità è che non esiste un unico trattamento che funzioni per tutti i tipi di fibromialgia. L'applicazione di più approcci può di solito contribuire a fare la differenza.

Approccio farmacologico

I farmaci possono aiutare a limitare il dolore della fibromialgia in misura ragionevole e a migliorare il sonno. È possibile scegliere tra le seguenti opzioni:

Antidepressivi

Savella (milnacipran HCL) e Cymbalta (Duloxetina) possono contribuire ad alleviare la fatica e il dolore associati alla fibromialgia. Il medico può anche prescrivere rilassanti muscolari come la ciclobenzaprina o l'amitriptilina, che possono aiutare a dormire bene e a ripristinare il corretto equilibrio dei neurotrasmettitori.

Antidolorifici

Molti pazienti affetti da fibromialgia hanno trovato sollievo negli antidolorifici da banco come l'ibuprofene (Motrin, Advil, ecc.), il naprossene sodico (Aleve, ecc.) o l'acetaminofene (Tylenol, Excedrin, ecc.). È essenziale notare che i farmaci oppioidi sono sconsigliati perché possono facilmente portare alla dipendenza; inoltre, gli oppioidi spesso peggiorano il dolore con il passare del tempo. Gli effetti collaterali e i rischi di dipendenza sono il motivo per cui la maggior parte degli operatori sanitari sconsiglia ai pazienti l'uso di narcotici per il trattamento della fibromialgia.

Farmaci antiepilettici

I farmaci espressamente studiati per il trattamento dell'epilessia sono spesso utili per ridurre alcuni tipi di dolore. Lyrica (pregabalin) è stato il primo farmaco approvato dalla Food and Drug Administration per il trattamento della fibromialgia, ed è stato sviluppato per impedire alle cellule nervose di inviare segnali di dolore. Allo stesso tempo, in rare occasioni, il Gabapentin (Neurontin) può essere utile per ridurre i sintomi della fibromialgia, come il dolore ai nervi. I farmaci antiepilettici comportano alcuni effetti collaterali come vertigini, secchezza delle fauci, gonfiore e aumento di peso.

Altri metodi di trattamento

Marijuana medica

È stato dimostrato che la marijuana medica allevia i sintomi della fibromialgia. Recenti ricerche dimostrano che le persone affette da fibromialgia che hanno assunto cannabis terapeutica hanno sperimentato alcuni o tutti i seguenti effetti:

- Miglioramento del rilassamento
- Miglioramento della salute mentale
- Riduzione della rigidità e del dolore
- Sensazione di benessere
- Aumento della sonnolenza

Tuttavia, sono necessarie ulteriori ricerche sui benefici della marijuana medica per la fibromialgia, perché ha alcuni effetti collaterali, tra cui difficoltà di concentrazione e annebbiamento del giudizio.

Assumere vitamina D

Le persone affette da fibromialgia hanno solitamente bassi livelli di vitamina D. Uno studio del 2013 dimostra che le persone affette da fibromialgia si sentivano fisicamente meglio e provavano meno fatica quando assumevano integratori di vitamina D.

Sono ancora in corso ricerche su nuovi metodi che possono essere utilizzati per trattare la fibromialgia dal punto di vista medico. In questo capitolo ho menzionato le opzioni mediche che possono essere utilizzate per alleviare i sintomi della fibromialgia. Se state convivendo con questa patologia, non date per scontato che queste siano le opzioni migliori per voi sulla base di quanto avete letto. Consiglio sempre di consultare un medico prima di iniziare il trattamento. Inoltre, alcune alternative possono essere utilizzate per trattare i sintomi della fibromialgia, ed è consigliabile discutere anche di queste opzioni con il proprio medico.

CAPITOLO 7: TERAPIE ALTERNATIVE PER LA FIBROMIALGIA

Trattamenti terapeutici per la fibromialgia

Esistono diverse terapie che possono aiutare a ridurre gli effetti della fibromialgia sulla vita in generale e sul corpo in particolare. Tra i trattamenti di questo tipo vi sono:

Consulenza

Molte volte le persone affette da fibromialgia attraversano periodi impegnativi e stressanti che mettono alla prova le loro capacità e la loro resilienza. In un capitolo precedente ho detto che molte persone che vivono con questa patologia sono spesso ansiose e depresse. Un modo per gestire questi fattori di rischio è parlare con qualcuno che ha esperienza in materia. Per questo motivo si consiglia di rivolgersi a un consulente. Parlare con un consulente, un terapeuta della salute mentale, uno psicologo o uno psichiatra può aiutare a rafforzare la fiducia nelle proprie capacità e insegnare alcuni approcci da applicare per affrontare le situazioni di stress.

Terapia occupazionale

La fibromialgia colpisce tutte le terminazioni nervose del corpo, inibendo la capacità dei pazienti di svolgere le attività quotidiane. La terapia occupazionale è un trattamento che aiuta le persone che hanno difficoltà di movimento e di coordinazione. Il lavoro di un terapista occupazionale consiste nell'aiutare il paziente ad adattare la propria area di lavoro o a modificare il modo in cui svolge compiti specifici che contribuiscono a ridurre lo stress sul corpo.

Terapia fisica

I fisioterapisti abilitati hanno un background nello studio del movimento. Molti pazienti affetti da fibromialgia fanno fatica a svolgere le attività quotidiane e trarrebbero beneficio da programmi di stretching e rafforzamento. Un fisioterapista vi insegnerà gli esercizi da fare per migliorare la flessibilità, la forza e la resistenza. Un fisioterapista può lavorare con persone di tutte le età, dai neonati agli adulti. Gli studi condotti sull'impatto della fisioterapia hanno dimostrato che gli appuntamenti individuali con i fisioterapisti possono aiutare a ripristinare la salute generale. La terapia fisica si è dimostrata efficace nel trattamento dei sintomi della fibromialgia, in quanto aiuta a ridurre la fatica e la rigidità.

Idroterapia

Molti studi hanno dimostrato che l'utilizzo di acqua a diverse temperature per via interna ed esterna per i pazienti affetti da fibromialgia può avere molti benefici. Un fisioterapista può condurre questa terapia, che può aiutare i pazienti fibromialgici a utilizzare i muscoli e le articolazioni senza stressarli troppo. Il tipo di idroterapia più indicato per il trattamento della fibromialgia è la balneoterapia. La balneoterapia consiste nell'immergere il paziente in acque ricche di minerali o in sorgenti calde minerali naturali per alleviare il dolore. Questa terapia può essere praticata a casa, nei centri benessere, nelle spa e nelle cliniche di fisioterapia. L'idroterapia è molto diffusa negli sport per aiutare gli atleti professionisti a recuperare più velocemente e per alleviare il dolore. È bene sapere che l'idroterapia non è adatta a tutti, in quanto potrebbe causare macerazioni e infezioni della pelle. Prima di ricorrere a questa terapia, assicuratevi che il vostro medico e il fisioterapista siano a conoscenza delle vostre esigenze specifiche.

Biofeedback

La piena efficacia di questa terapia è sconosciuta. Il biofeedback mira a promuovere il rilassamento, che logicamente può contribuire ad alleviare le condizioni di stress. In una sessione di biofeedback, gli elettrodi e i sensori delle dita sono collegati a un monitor per visualizzare una luce e un'immagine che mostra la pressione sanguigna, la sudorazione, la frequenza respiratoria, la temperatura della pelle, la frequenza cardiaca e l'attività muscolare. Questa tecnica consente di avere un maggiore controllo sulle azioni involontarie controllate dal sistema nervoso. L'idea del biofeedback è che se si ha un maggiore controllo sul funzionamento della mente, si avrà un maggiore controllo sulla propria salute. Si è dimostrato efficace nel trattamento di condizioni quali emicrania, pressione alta e dolore cronico. Ha aiutato i pazienti affetti da fibromialgia a localizzare i muscoli tesi e a rilassarli, aiutando a trattare i sintomi associati a questa condizione. Questa terapia può essere utilizzata da chiunque soffra di FBM, indipendentemente dall'età, a condizione che non soffra di altre patologie di base come i problemi del ritmo cardiaco. Consultare il medico prima di provare il biofeedback.

Terapia cognitivo-comportamentale (CBT)

Si tratta di un altro approccio terapeutico che utilizza le capacità della mente per migliorare la salute di un individuo. La terapia cognitivo-comportamentale mira a fornire modi per esplorare le nostre azioni e i nostri pensieri, identificando i pensieri negativi e i modelli comportamentali. Una volta identificati i pensieri negativi che hanno avuto un ruolo nell'orientamento negativo della mente e delle azioni, si può iniziare a imparare a incanalare il potere della mente in pensieri e azioni positivi. Questa è considerata da molti la migliore forma di psicoterapia.

Le idee alla base della terapia cognitivo-comportamentale e del biofeedback sono simili, poiché entrambe credono che emozioni, azioni e pensieri siano collegati. Ad esempio, se vi sentite troppo stressati al lavoro e questo stress influisce sul vostro rendimento, potete usare questa terapia per apportare cambiamenti comportamentali. Sono state pubblicate molte pubblicazioni sull'efficacia del trattamento della fibromialgia con la terapia cognitivo-comportamentale. Questa terapia ha ridotto con successo il livello di dolore dei pazienti affetti da questa patologia.

Tecniche di trattamento chiropratico

Questo metodo di trattamento viene eseguito da chiropratici esperti nell'arte di localizzare i punti di pressione che disturbano i pazienti affetti da fibromialgia. Esistono numerosi regimi di trattamento nell'ambito delle cure chiropratiche. La procedura di trattamento dipende dal tipo di condizione che affligge il paziente. Molti spesso la confondono con il massaggio, ma i chiropratici si concentrano sull'intero sistema muscolo-scheletrico, mentre il massaggio si concentra sui muscoli.

Strategia di autocura

L'applicazione di un approccio di autocura è molto importante nella gestione della fibromialgia. Questo approccio può, a volte, essere critico. Se soffrite di fibromialgia, potete prendere in considerazione l'applicazione dei seguenti rimedi domestici e di stile di vita alla vostra routine.

Mantenere uno stile di vita sano

Mangiate cibo buono. Ridurre al minimo il consumo di caffeina. Non fate uso di prodotti del tabacco. Assicuratevi di fare ogni giorno qualcosa che trovate eccitante e soddisfacente.

Esercizio fisico regolare

Da un lato, questo può aumentare il dolore a breve termine. D'altro canto, se praticato gradualmente e regolarmente, l'esercizio fisico ridurrà probabilmente i sintomi. Alcuni degli esercizi appropriati che si possono fare sono la bicicletta, il nuoto, la camminata e l'acquagym. Rivolgetevi a un fisioterapista che vi aiuterà a sviluppare un programma di esercizi a casa. Altri esercizi regolari che si possono fare sono mantenere una buona postura, fare stretching e rilassarsi. Non sottovalutate il potere dell'esercizio fisico regolare.

Igiene del sonno

Poiché l'affaticamento è uno dei principali sintomi della fibromialgia, non si può mai dare troppa importanza a un sonno di buona qualità. Oltre a prendersi il tempo necessario per dormire bene, assicuratevi di praticare buone abitudini del sonno, come ad esempio stabilire un orario specifico per andare a letto, alzarsi ogni giorno alla stessa ora e ridurre i sonnellini durante il giorno.

Gestione dello stress

Evitate di sovraffaticarvi e di stressarvi emotivamente. Dedicate ogni giorno un po' di tempo a voi stessi per rilassarvi e distendervi. Non dovete avere rimorsi, ma concedervi il tempo necessario. Assicuratevi di rispettare i tempi e di non cambiare la vostra routine. Ricordate sempre che le persone che smettono di lavorare o abbandonano tutte le attività possono avere risultati peggiori di quelle che rimangono attive nei loro sforzi. È possibile adottare altri meccanismi di gestione dello stress, come la mediazione o gli esercizi di respirazione profonda.

Stabilire un ritmo

Stabilire un ritmo per voi stessi vi farà bene. Prendete l'abitudine di mantenere l'attività ad un livello uniforme ogni giorno. Se vi impegnate troppo nelle giornate positive, potreste avere altre giornate negative. La moderazione implica non fare troppo nelle giornate positive e, allo stesso tempo, non limitare le proprie capacità o fare troppo poco nei giorni di riacutizzazione dei sintomi.

Medicina alternativa

Le terapie alternative e complementari per la gestione dello stress e del dolore non sono una novità. Alcune di queste terapie alternative vengono praticate da secoli, tra cui lo yoga e la meditazione. Negli ultimi tempi i benefici di queste pratiche sono diventati sempre più popolari e integrati in tutto il mondo, soprattutto tra le persone affette da malattie a lungo termine come la fibromialgia.

Molti di questi trattamenti sembrano alleviare lo stress e limitare il dolore. Molte pratiche rimangono non testate perché gli scienziati non si sono ancora presi il tempo di condurre ricerche adeguate su di esse.

Yoga e tai chi

È dimostrato che gli esercizi di yoga e tai chi aiutano a regolare i sintomi della fibromialgia. Questa regolazione e questo sollievo sono il risultato di alcune strategie comuni dello yoga e del tai chi: la lentezza, la meditazione, la respirazione profonda/mirata e il rilassamento generale.

Massoterapia

La terapia del massaggio è uno dei metodi di cura più antichi ed è ancora praticata nella società moderna. Il massaggio può essere utile perché riduce la frequenza cardiaca, rilassa i muscoli, aumenta la produzione naturale di antidolorifici da parte dell'organismo e migliora la gamma di movimenti delle articolazioni. In poche parole, la terapia del massaggio spesso aiuta ad alleviare lo stress e l'ansia.

Agopuntura

L'agopuntura è un sistema medico cinese che prevede il ripristino del normale equilibrio delle forze vitali mediante l'infissione di aghi molto sottili attraverso la pelle a diverse profondità. Secondo le teorie occidentali sull'agopuntura, gli aghi sottili causano cambiamenti nel flusso sanguigno e nei livelli di neurotrasmettitori nel midollo spinale e nel cervello.

Organizzare l'appuntamento

È bene riconoscere e ricordare che i segni e i sintomi della fibromialgia sono quasi identici a quelli di altri disturbi. Per questo motivo, è bene rivolgersi al proprio medico prima di ricevere una diagnosi. Il vostro medico di famiglia potrebbe indirizzarvi a uno specialista specializzato nel trattamento dell'artrite e di altre patologie simili, come un reumatologo.

CAPITOLO 8: AIUTARE UNA PERSONA CARA A SUPERARE LA FIBROMIALGIA

La convivenza con una persona, in particolare con una persona cara affetta da fibromialgia, può essere molto dura, soprattutto quando questa soffre per lunghi periodi. Anche se non si prova l'esatto dolore che prova la persona, vedere qualcuno che si ama soffrire crea una sensazione di disagio. Questo avrà senza dubbio un impatto sul modo in cui vivrete la vostra vita, poiché dovrete aiutarli a superare i periodi difficili ed essere presenti quando ne hanno bisogno, anche se per voi non è comodo.

Modi per sostenere una persona cara

Se volete dare una mano a una persona cara che soffre di fibromialgia, dovete accettare la condizione e tutto ciò che ne deriva. Una volta accettato il significato della diagnosi, si può iniziare a prestare assistenza e ci sono molti modi per essere di supporto a una persona cara che lotta contro la fibromialgia, elencati qui:

Informazioni sulla fibromialgia

La prima cosa da fare è informarsi sul disturbo. Molte persone sono desiderose di aiutare, ma non sanno cosa sia la fibromialgia. La mancanza di conoscenze compromette gravemente le possibilità di aiutare una persona cara e si potrebbe finire per essere più un peso che un aiuto. Leggere questo libro è un ottimo passo!

Aiutateli a trovare una routine che funzioni

Nei capitoli precedenti ho parlato di molti metodi che possono essere utilizzati per gestire i sintomi e voi potete scegliere tra questi. Trovare il regime giusto può richiedere tempo, perché il trattamento della fibromialgia spesso comporta l'assunzione di farmaci e la terapia fisica, oltre ad altre terapie alternative. Un buon modo per dimostrare il proprio sostegno è quello di dedicare un po' di tempo alla discussione di alcune opzioni e di assistere il paziente nell'adattamento alla nuova routine. A volte le persone che soffrono di questa patologia possono essere riluttanti a valutare correttamente le opzioni e sarebbe utile che qualcuno che si preoccupa per loro suggerisse le possibili strategie di trattamento.

Ricordate loro che non devono fare molto.

La fibromialgia non è impegnativa solo dal punto di vista fisico, ma anche da quello emotivo e molte persone affette da questa patologia sono frustrate dall'incapacità di fare determinate cose. Nei momenti in cui si sentono deboli, sosteneteli e ricordate loro che l'impossibilità di fare alcune cose non li rende meno forti. La maggior parte di loro si esaurisce nel tentativo di dimostrare a se stessa che non è debole, e questa ostinazione potrebbe portare ad altro dolore. Invece di farli sentire come se dovessero dimostrare qualcosa, ricordate loro che devono solo prendersi cura di se stessi e che è giusto fermarsi.

Incoraggiarli

Il regime di cura diventerà impegnativo, soprattutto quando il paziente è molto sofferente e affaticato. Siate sempre presenti per incoraggiarli, perché hanno bisogno di molta determinazione per andare avanti. Per esempio, potete unirvi a loro nel regime per motivarli o fare cose che sapete essere motivanti. Potete aiutarli a creare un equilibrio tra il riposo e l'esecuzione del regime quotidiano.

Le piccole cose sono importanti

Le piccole cose che fate per le persone affette da questa patologia sono molto apprezzate. La disponibilità ad aiutarli nelle piccole cose può essere usata come fonte di motivazione quando si sentono deboli. Inoltre, dimostra loro che sono amati e che c'è un buon sistema di supporto alle loro spalle.

Prendetevi del tempo per ricaricarvi

Non sarete in grado di dare se non avete un vostro sistema di sostegno; essere un sistema di sostegno per una persona affetta da fibromialgia vi peserà molto. Prima di diventare scontrosi o estremamente frustrati con la persona, prendete una pausa e tornate dopo esservi ricaricati. Molti pensano che andarsene, anche per un breve periodo, significhi abbandonare la persona nel momento del bisogno, ma non è così. Va benissimo prendersi una pausa e ritornare rinnovati.

Rimanere positivi

Il coraggio non è l'assenza di paura, ma la capacità di andare avanti nonostante la paura e le probabilità schiaccianti. La fibromialgia è una condizione cronica molto impegnativa, ma non è una condanna a morte e si può contribuire a gestire i sintomi con successo. Non concentratevi sugli aspetti negativi della patologia, ma tenete presente che può essere gestita. Se state sostenendo una persona affetta da questa patologia, assicuratevi di mantenere un atteggiamento positivo, che si ripercuoterà sulla persona e la ispirerà.

CONCLUSIONE

Ora avete imparato a conoscere la fibromialgia, i suoi segni e sintomi, i criteri diagnostici e i diversi metodi di trattamento. Contrariamente all'opinione comune, la fibromialgia non è una condanna a morte. Abbiamo esplorato le diverse cause potenziali di questa patologia, poiché la fibromialgia può essere diagnosticata a chiunque, anche se le statistiche indicano che è più diffusa nelle persone di mezza età.

Il primo passo per ricevere un trattamento per la fibromialgia è ovviamente quello di ricevere una diagnosi ufficiale. Come avete appreso, la diagnosi non è sempre un processo semplice e potrebbe essere necessario consultare più professionisti. Siate diligenti e ricordate di non fare autodiagnosi, poiché esistono diverse altre condizioni con sintomi simili alla fibromialgia.

Una volta diagnosticata la malattia, il medico vi prescriverà probabilmente alcuni trattamenti medici, di solito sotto forma di farmaci e terapia fisica. Con l'approvazione del vostro operatore sanitario, non abbiate paura di aggiungere altri metodi di trattamento alternativi, come la terapia, il massaggio, l'agopuntura, lo yoga, il tai chi o la meditazione.

Sebbene la fibromialgia sia considerata una patologia cronica, ricordiamo che con il trattamento i sintomi spesso migliorano drasticamente e possono persino andare in remissione.

Grazie per aver dedicato del tempo a leggere questo libro e a saperne di più sulla fibromialgia, un disturbo su cui troppe persone non sono informate. Se siete tra le persone che attualmente soffrono di fibromialgia, spero che questo libro vi sia stato d'aiuto e vi auguro la migliore fortuna nel vostro viaggio verso il miglioramento della vostra salute.

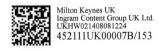

Milton Keynes UK
Ingram Content Group UK Ltd.
UKHW021408081224
452111UK00007B/153